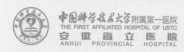

中国科学技术大学附属第一医院
THE FIRST AFFILIATED HOSPITAL OF USTC
安徽省立医院
ANHUI PROVINCIAL HOSPITAL

Pamphlet for the Diagnosis and Treatment of
Ovarian Malignant Tumor

卵巢恶性肿瘤
诊疗医嘱手册

顾 问 吴大保 赵卫东

主 编 申 震 周 颖

中国科学技术大学出版社

U0190485

内容简介

本书简明扼要地介绍了卵巢恶性肿瘤的围术期管理的标准流程,通过书中内容指导妇科医生术前充分评估患者手术耐受性、术中及术后翔实掌握围术期管理的细节及临床查房关注的内容。

本书内容精炼,可为妇科肿瘤医师的规范化培训、专科学习提供医疗范本。

图书在版编目(CIP)数据

卵巢恶性肿瘤诊疗医嘱手册/申震,周颖主编.—合肥:中国科学技术大学出版社,2022.3

ISBN 978-7-312-05385-6

Ⅰ.卵… Ⅱ.① 申… ② 周… Ⅲ.卵巢癌—诊疗—医嘱—手册 Ⅳ.R737.31-62

中国版本图书馆CIP数据核字(2022)第027073号

卵巢恶性肿瘤诊疗医嘱手册
LUANCHAO EXING ZHONGLIU ZHENLIAO YIZHU SHOUCE

出版	中国科学技术大学出版社 安徽省合肥市金寨路96号,230026 http://press.ustc.edu.cn https://zgkxjsdxcbs.tmall.com
印刷	安徽国文彩印有限公司
发行	中国科学技术大学出版社
开本	787 mm×1092 mm 1/32
印张	2.5
字数	51千
版次	2022年3月第1版
印次	2022年3月第1次印刷
定价	20.00元

编委会

前　言

医学是一门不断发展的科学。随着新的研究和临床实验数据的发布，我们的知识、治疗和药物选择也不断拓宽。本书所述内容均有可靠的来源，以提供信息完整且符合通常发布时接受的标准。

卵巢恶性肿瘤是导致女性死亡第一位的妇科恶性肿瘤。全球每年有超过225 000新发病例，由于卵巢恶性肿瘤早期无明显症状，发现时大部分患者已属晚期，严重威胁女性的健康。晚期卵巢恶性肿瘤手术范围广、创伤大、手术并发症多，需要多学科的团队充分配合协作、无缝对接！规范诊治卵巢恶性疾病，是提高卵巢癌诊治水平的重要举措。本书就卵巢恶性肿瘤的诊治流程进行梳理，并将中国科学技术大学附属第一医院妇产科的规范流程进行分享。本书系安徽省妇科质控中心的系列丛书之一，主要由安徽省医学会妇科肿瘤分会编写组完成。限于医学发现的局限性,本书阐述内容仅限现阶段的临床实践,不足之处恳请读者批评指正。

编　者

2021 年 11 月

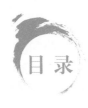

目 录

一、 早期卵巢恶性肿瘤的诊治

（一）早期卵巢恶性肿瘤的诊断

早期卵巢恶性肿瘤无典型的临床表现，CA125、HE4检查与B超检查简单易行，我们根据CA125、HE4及B超检查结果，推荐通过恶性肿瘤风险指数（risk of malignancy index，RMI）提高恶性肿瘤的术前诊断率，B超检查若无禁忌，推荐使用经阴道彩色多普勒超声。

恶性肿瘤风险指数的计算如下：

$$RMI = 超声评分 \times 绝经状态 \times CA125$$

绝经状态：未绝经1分，绝经3分。

超声评分有0分、1分、3分：多房性、实性区、累及双侧、腹水、腹腔内有转移病灶，各占1分，超过3分的均计为3分。

正常值 RMI＜200。

对于 B 超检查，若囊性肿块见有血流信号，患者应做好术前检查及准备，警惕恶性的可能。

（二）早期卵巢恶性肿瘤的治疗

1. 影像学检查

（1）对于腹水的患者行胸部、盆腹腔增强 CT 检查以排除广泛转移的可能（若提示晚期，则建议按照晚期恶性肿瘤进行术前准备）。

（2）肝胆胰脾、双肾泌尿系 B 超。

（3）EKG：心电图异常者需完善动态心电图及超声心动图；室性早搏或房性早搏＞5000 次者心内科治疗后再行手术治疗。

（4）年龄大于 65 岁者需行超声心动图、肺功能评估，双下肢静脉血管 B 超检查。

（5）专科检查：经腹部、阴道、直肠检查；评估乳腺、腹股沟、锁骨上区淋巴结，肺部听诊。

2. 合并症的处理

（1）合并其他内科疾病患者需请相关科室会诊。

（2）口服抗凝药物，如阿司匹林、氯吡格雷等需停药5～7天为宜（需请相关科室会诊是否需要替代药物）；华法林停止使用3～5天，检测 INR≤1.5，手术可进行；若 INR 在2～3，术前24小时口服 $VitK_1$ 1～2 mg。

3. 实验室检查

（1）D-二聚体升高,血小板升高:四肢及颈部血管彩超;若D-二聚体>3.5 μg/mL或肢体有血栓,行肺CTA检查;若为肺栓塞:小分支血栓,予抗凝一周后复查肺CTA,再行手术;大分支血栓,予介入科或血管外科会诊,评估是否可行滤器置入后再行手术。

（2）肿瘤标志物:术前需完善CA125、HE4、CA199、CEA、AFP检查;若CA125/CEA小于25,年龄大于70岁,考虑消化系统肿瘤来源可能,需术前完善结直肠镜及胃镜检查。

4. 手术(分期术)

（1）全面探查:包括所有腹膜、上腹部膈肌表面、肝脏表面、胃部、大网膜、脾脏、空回肠、阑尾、结直肠、腹膜后淋巴结、子宫、双附件等,有保留生育的指征患者保留子宫及对侧附件。

（2）手术范围包括腹水(腹腔冲洗液)、全子宫双附件(附件血管高位结扎)切除、大网膜切除、腹主动脉旁淋巴结切除(肾静脉水平,最低达肠系膜下动脉水平)、骶前淋巴结切除、双侧盆腔淋巴结切除、腹膜可疑部位多点活检。若无可疑腹膜病灶,则应行盆腔腹膜、结肠旁沟腹膜及膈肌腹膜的活检。

（3）手术以经腹手术为宜,亦可行腹腔镜手术,术中注意无瘤原则;注意探查Douglas窝腹膜,将可疑腹膜一并切除。

5. 术后管理

（1）监测体重、生命体征、24 小时引流液性状及定量。

（2）切口保持干燥。

（3）术后第 1 天下床活动，第 2 天到走廊活动（3 次/日，每次 30 min），咀嚼口香糖；练习吹气球，锻炼呼吸肌功能，避免术后肺部感染。

（4）补液不宜过多，应在 2000 mL 液体以内，注意电解质如钾、钙等的补充（禁食水患者钾每日补充 3～4 g，注意肾功能及尿量）。

（5）长时间禁食、水患者补液时应计算能量的补充。

每日需要能量：葡萄糖 100 g、脂肪乳 250 mL、氨基酸 250 mL、钾 4 g（结合尿量增减）。

（6）饮食指导：术后告知患者不能喝萝卜汤、豆浆、牛奶等容易产气、腹胀食物。

（7）对于创伤大、手术时间长的患者定期复查白蛋白，必要时补充白蛋白（白蛋白低于 30 g 者，需要补充白蛋白）。

（8）术后 D-二聚体升高患者皮下注射低分子肝素。

（9）镇痛可加速患者恢复：不能口服给药者可静脉使用氟比洛芬酯，可以口服者使用塞来昔布，常规使用镇痛泵。

二、 晚期卵巢恶性肿瘤的诊治

（一）晚期卵巢恶性肿瘤的术前评估系统

晚期卵巢癌需行广泛的病灶切除，包括盆腹腔的多脏器联合切除，需要术前准确评估患者的营养状态，再确定治疗方案。

1. 营养评估

恶性肿瘤患者一经明确诊断，应立刻进行营养风险筛查和营养不良的评估。恶性肿瘤营养风险筛查工具为 NRS 2002，入院后 24 小时内完成。NRS 评分≥3 分的患者进一步进行营养评估和综合评估，了解营养不良的原因及严重程度，给予营养干预。NRS 评分＜3 分未发现营养风险的患者，应在住院期间每周筛查 1 次。严重营养风险或不良的患者，如 NRS 评分≥5 分、PG-SGA 定性 C 级或定量≥9 的患者，建议每周评估，直至营养状态改善。

BMI＜18.5 kg/m^2 的患者推荐营养干预，可以肠内或肠外营养治疗。明显腹胀、腹水预期超过 2000 mL 的患者术中备好 40～60 g 白蛋白。

术后计划进入 ICU 的重症患者，采用胰岛素控制血糖<6.1 mM;CRP/白蛋白率可反映患者术后的代谢的恢复。

需要术前营养干预的指征:正常进食不能达到能量需求,存在营养不良或风险,预计围术期超过5天不能进食或者预计摄入能量不足需要量的50%超过7天以上。

存在营养不良或严重营养风险的大手术患者,术前应该给予7~14天营养治疗;存在严重营养风险的患者,推荐推迟手术。

重度营养不良或者严重营养风险的大手术患者,经口进食和肠内营养无法获得充足营养时,推荐肠内联合肠外营养治疗。

2. 实验室评估

术前需完善 CA125、HE4、CA199、CEA、AFP检查,若CA125/CEA 小于 25,则考虑消化系统肿瘤来源可能,完善结直肠镜及胃镜检查。年龄大于70岁者,术前常规做胃镜、肠镜(70岁以上多为胃肠道转移来源)检查。

对年轻女性或影像学提示其他特殊类型卵巢恶性肿瘤或附件区以外部位出现肿瘤,则需完善CA724、LDH、HCG、E2、T检查。

3. 妇科检查评估

B 超提示囊实性包块的患者需进行妇科检查,尤其是三合诊,判断肿块与周围组织的关系;必要时需要肠镜检查。

4. B 超

建议完善术前泌尿系 B 超,确定是否有输尿管压迫积水,必要时术前行双 J 管置入。

注 注意尿常规中白细胞及细菌数的结果,若为异常,建议抗感染治疗后行手术,尤其是输尿管结石患者,术中切开取石可能导致致命的感染性休克!

5. CT 检查

CT 检查选择 1.25 mm 平扫+增强 CT 及三维重建。目前国际上有多种 CT 预测模型(表1～表3),其中美国 Suidan 模型应用较为广泛。Suidan 模型评估4分及以上患者因多难以行满意减瘤术,故建议行新辅助化疗。

表1 MSKCC Suidan 评估模型

评分项目	分值
年龄≥60 岁	1
CA125≥500 U/mL	1
ASA 分级 3～4	3
肾门以上的腹膜后淋巴结(包括膈上)转移>1 cm	1
小肠弥漫性粘连或增厚	1
脾周病灶>1 cm	2
小肠系膜病灶>1 cm	2
肠系膜大动脉根部病灶>1 cm	2
小网膜囊病灶>1 cm	4

注:评分≥4分者初始满意减瘤率低,多半建议行新辅助化疗。

表2　约翰·霍普金斯 Bristow 评估模型

评分项目	分值
腹膜增厚	2
腹膜种植病灶≥2 cm	2
小肠转移病灶≥2 cm	2
大肠转移病灶≥2 cm	2
大网膜病灶浸润累及胃、脾脏或网膜囊	2
蔓延至侧盆壁及宫旁,或有输尿管积水	2
大量腹水(所有层面均可见)	2
状态评分≥2	2
肾动脉上方淋巴结≥1 cm	2
膈肌或胸膜面病灶≥2 cm 或可见融合病灶	1
腹股沟转移灶或淋巴结≥2 cm	1
肝表面受累病灶≥2 cm 或肝实质受累	1
肝门部或胆囊窝肿块≥1 cm	1
肾下方主动脉旁淋巴结≥2 cm	2

注:评分≥4分者初始满意减瘤率低,多半建议行新辅助化疗。

表3　梅奥诊所 Dowdy 评估模型 CT 评分

评分项目	敏感性	特异性	PPV	NPV	P
弥漫性腹膜增厚(DPT)	64%	81%	57%	85%	0.0001
DPT,腹水	52%	90%	68%	82%	<0.001
DPT,腹水,膈	44%	95%	79%	81%	0.0001

注:DPT 是预测不满意减瘤的独立影响因子;对于 DPT 和大量腹水患者可以行新辅助化疗。

（二）晚期卵巢恶性肿瘤的治疗

1. 术前评估与营养评估

（1）胸部、腹部及盆腔CT平扫＋增强;1.25 mm三维重建;Suidan模型及营养状态评估,确定行初次减灭术或新辅助化疗后中间型减瘤术。

（2）PET-CT(若经济情况允许,门诊完成;重点评估是否有脑转移、骨转移、肺转移等其他部位远处转移,列为手术禁忌)。

（3）营养风险筛查和评估:NRS 2002评分≥3分者具有营养风险,需要进行全面的营养评估和综合评估,必要时需要营养支持治疗后1周再行手术。

（4）双肾泌尿系B超;注意输尿管是否存在受压及结石。

（5）EKG:心电图异常者需完善动态心电图;室性早搏或房性早搏＞5000次者需心内科治疗;一周后复查动态心电图,降低后再行卵巢恶性肿瘤手术治疗。

（6）年龄大于65岁者需行超声心动图、肺功能评估。

（7）胸腔积液患者术前行肺功能检测,并在预住院期间行吹气球呼吸功能锻炼。

（8）华法林停止使用3~5天,检测INR≤1.5,手术可进行;若INR在2~3,术前24小时口服

VitK$_1$ 1～2 mg。

（9）专科检查：经腹部、阴道、直肠检查；评估乳腺、腹股沟、锁骨上区情况；肺部听诊。

（10）**中国科学技术大学附属第一医院妇产科（以下简称本中心）研究发现：CA125＞1000 U/mL、HE4＞720 pM发生Ⅲ级以上并发症风险明显升高；膈肌受累或切除肠管的概率显著升高。**

2. 血栓评估

D-二聚体升高，血小板升高：行四肢及颈部血管彩超检查；若D-二聚体＞3.5 μg/mL或肢体有血栓，疑有肺栓塞（评分表见附录1）者行肺部CTA检查。若为肺栓塞：小分支血栓，予抗凝一周后复查肺部CTA，血栓消失后再行卵巢恶性肿瘤手术；大分支血栓，予介入科或血管外科会诊，评估是否可行滤器置入后再行手术。肺栓塞患者如一般情况较差，建议先行新辅助化疗。

注　下腔静脉滤器置入指征（仅限本中心）：

① 右下肢（尤其腘静脉以上部位）血栓＞8 mm；左下肢静脉血栓因"左髂静脉受压综合征"风险相对较低（男性血栓脱落风险较女性高）。

② 血栓超声表现为低回声需警惕，常为新形成血栓，脱落风险较高；表现为高回声者，常为陈旧性血栓，脱落风险较低。

③ 血栓大小接近临界值（8 mm），合并其他高危因素者，如恶性肿瘤患者、即将接受手术治疗的患者等。

置滤器术前准备:肝素钠注射液1.25万U;盐酸利多卡因注射液0.4 g(20 mL);欧苏造影剂(100 mL)。(术前各1支:手术知情同意书、风险评估表等。)

取滤器术前准备:肝素钠注射液1.25万U;盐酸利多卡因注射液0.4 g(20 mL);碘克沙醇注射液32 g(100 mL)。(术前各1支:手术知情同意书、风险评估表等。)

注 滤器置入后常于2周内取出,若时间超过4周,则不予取出(或无法取出),后续需行抗凝治疗:3个月内口服利伐沙班10 mg bid,3个月后改服利伐沙班10 mg qd,共抗凝治疗1年;介入科、血管外科门诊定期随诊。

3. 预警糖尿病及感染风险评估

术前评估

(1) 可疑黏液性肿瘤:10%葡萄糖500 mL 10袋带入手术室(警惕高糖引起酮症酸中毒);术前联系普外科台上会诊,排除阑尾来源。若累及肝脏,术前联系胆胰外科台上会诊。

(2) 存在任何合并症或大于55岁患者,术前请麻醉科会诊。

(3) 白蛋白低于30 g/L或中大量腹水患者:入院即补充白蛋白10 g bid,连续3天,注意利尿。并重视术前吹气球锻炼呼吸肌。

(4) 手术复杂性评分中度以上(见附录2)及腹水1000 mL以上:备好红细胞4 U、血浆4 U;携带白蛋白20～40 g带入手术室；DIC异常患者需带氨甲环酸20～30 g入手术室。

（5）手术前夜予舒乐安定2片，口服（尤其是高血压、抑郁倾向患者）。

（6）卵巢子宫内膜样癌等绝经后可疑卵巢恶性肿瘤患者，术前需检测糖化血红蛋白，警惕隐匿性糖尿病可能。

术后医嘱

（1）监测体重、生命体征、24小时引流液性状及引流量；切口保持干燥；术后第1天下床活动；第2天到走廊活动（3次/日，每次30 min）；进行呼吸肌锻炼（吹气球，每小时1次，每次10 min）。

（2）心电监护，监测24小时出入量；中心静脉压（CVP）维持7～10 mmHg；维持血压100～120/70～80 mmHg；监测血糖（计算胰岛素用量）。

（3）65岁以上老人术后血氧饱和度维持94%以上；术后心电监护3天（尤其冠心病病史患者）；输血800 mL以上者补充葡萄糖酸钙。

（4）饮食指导：术后告知患者避免进食萝卜汤、豆浆、牛奶等容易产气、腹胀食物。

（5）Mg^{2+}过低可诱发心律失常，10%葡萄糖50 mL＋5～7.5 g 10% $MgSO_4$微泵，5 mL/h（密切监测呼吸抑制）。

（6）术后第1天：试饮水；补液100 g葡萄糖；VitC、VitB$_6$、3 g钾；液体总量2500 mL；口服补液盐。

（7）术后第2天：流质饮食，减少补液量（一般情况好停止10%葡萄糖；一般情况差停5%葡萄糖），补钾改为口服氯化钾缓释剂1片，tid（减轻肠道刺激）。

胃肠手术（禁止术后使用开塞露等灌肠液体治疗腹胀）

（1）术后第1~4天：试饮水；补液100 g葡萄糖；VitC、VitB₆、4 g钾；液体总量2500 mL；脂肪乳、氨基酸。若医保允许，可以用卡文1袋，补充2 g钾。液体总量不超过2500 mL；本中心由药剂科进行配方。

（2）术后7天：试饮水；减少补液量（一般情况好停止10%葡萄糖；一般情况差停5%葡萄糖）。

（3）若已进食、排便、生命体征无异常，且无发热、血象正常，可拔除盆腔引流管。拔管前需要检测引流液淀粉酶为阴性，患者外周血CRP接近正常范围，吻合口上下引流管分两天拔出（一根在吻合口上，一根在吻合口下）；拔除时请轻转动，慢慢拔出。

（4）禁食时间超过3周，需要补充VitB₁ 100 mg，im qd；如出现神经系统症状怀疑Wernicke脑病，可以补充VitB₁ 100 mg tid；连续治疗3~7天，维持100 mg im qd；治疗3周。

膈肌腹膜剥除或切除

（1）术前胸水脱落细胞中发现腺癌细胞考虑Ⅳ期患者，建议完整切除膈肌病灶，而不是剥离膈肌腹膜;或者选择新辅助化疗。

（2）术后3天复查胸片;以后每周复查胸片,必要时行肺CT检查。

（3）观察胸腔引流液,低于80 mL时,复查胸片;无明显禁忌后,拔除一侧引流管;次日拔除对侧引流管。

（4）进行呼吸肌锻炼,吹气球10 min/h,q2h。

脾脏及胰腺切除

（1）术后1~5天:生长抑素3 mg+NS 50 mL泵入,维持3~6 mL/h。

（2）每3天复查引流管淀粉酶。

（3）泮托拉唑40 mg bid抑酸;胃小弯网膜切除者80 mg bid。

（4）654-2口服1片,一天一次。

（5）若引流液淀粉酶升高,保持引流管通畅,复查血、尿淀粉酶。

预防血栓

D-二聚体升高,血小板升高:低分子肝素4000 U或6000 U,ih,qd(根据肾功能、肝功能调整剂量)。

预防应激性溃疡

使用质子泵抑制剂,如泮托拉唑、奥美拉唑等。

镇痛

（1）轻度第1天:帕瑞昔布钠(特耐)40 mg iv bid/氟比洛芬50 mg iv bid;第2~4天:可待因

15 mg po q6h，或西乐葆1片 po bid。

（2）重度可选择：可待因15 mg po q6h；帕瑞昔布钠（特耐）40 mg iv bid/氟比洛芬钠50 mg iv bid；代替帕瑞昔布钠/氟比洛芬钠的药物：ibuprofen（布洛芬）400 mg ivgtt tid（肾功能不全），或西乐葆1片 po bid。

低蛋白血症

术后1～3天白蛋白10 g ivgtt bid，利尿；术后4～7天白蛋白10 g ivgtt qd，利尿。

术中准备

（1）体位：大字位或人字位；建议术后请麻醉科进行腹横肌平面阻滞麻醉（TAP）。

（2）导尿：18#或20#三腔导尿管（注意封堵第三通管）；另外准备2个红色的8#橡胶导尿管（术中标识输尿管）。

（3）器械：电刀、超声刀、双极电凝、胸外科吸引器、肝脏拉钩、复合肝拉钩、肠道吻合闭合器等。

（4）盐水垫5～6块；卵圆钳夹小纱布卷用于止血或剥离膈肌腹膜。

（5）冲洗器。

（6）双套管引流。

（7）静脉拉钩、血管缝合线 proline 5-0 或 4-0 滑线。

（8）保温设备：升温毯及暖风机、输液加温仪等。

附录1：Wells 预测评分表

表4　Wells预测评分表

（术前/术后 D-二聚体>3.5 mg/dL）

因　素	分　值
预测因子：	
既往有DVT或PE病史	1.5
四周内有制动或手术史	1.5
活动期恶性肿瘤（治疗中、6个月内治疗过或缓解期）	1
症状：	
咯血	1
体征：	
心室率≥100 bpm	1.5
DVT的临床表现与特征	3
临床判断：	
除肺栓塞外其他诊断可能性小	3

肺栓塞风险	分值
高危（65%）	≥6
中危（30%）	2~6
低危（10%）	<2

肺栓塞风险	分值
可能	≥4
不太可能	<4

附录 2：手术复杂性评分

1 分：

☐ 全子宫 ＋ 双附件

☐ 大网膜

☐ 腹壁腹膜

☐ 盆底腹膜

☐ 盆腔淋巴结切除

☐ 腹主动脉旁淋巴结切除

☐ 小肠

2 分：

☐ 结肠切除

☐ 膈肌剥除/切除

☐ 脾

☐ 肝脏

3 分：

☐ 直肠–结肠切除吻合术

☐ 胆囊

☐ 胰腺

手术复杂性评分

☐ 低：3 分以下

☐ 中：4～7 分

☐ 高：8 分以上

注　高危以上患者备 ICU 病房。

病理诊断明确上皮性卵巢癌患者建议行
BRCA1/2 基因检测：胚系（外周血）或体系（肿瘤组
织）；指导化疗结束后的维持治疗。胚系突变者建
议到遗传门诊行家系分析。

三、 晚期卵巢恶性肿瘤的新辅助化疗

以下情况建议行新辅助化疗(NACT):

(1) 新辅助化疗适用于Ⅲ～Ⅳ期(不适用于Ⅰ～Ⅱ期),新辅助化疗尤其适用于晚期卵巢上皮性癌的患者,如:一般情况较差,难以耐受手术;严重的内外科合并症;无合并症的75岁以上患者。

(2) 术后难以在28天内完成辅助化疗。

(3) 存在手术禁区,如病灶弥漫性浸润小肠系膜根部、小肠表面弥漫性癌灶切除肠管过长将导致短肠综合征(保留肠管小于1.5 m)。

(4) **癌灶弥漫性累及或深部浸润胃/十二指肠、胰头或胰体受累、腹腔干、肝动脉、左胃动脉、肝脏多个节段实质受累、肺实质多处受累、无法切除的转移淋巴结、多处脑转移等。**

(5) 适用于对化疗敏感的高级别浆液性癌或子宫内膜样癌,不适用于对化疗不敏感的低级别浆液性癌、黏液性癌和交界性肿瘤和性索间质肿瘤。

(6) NACT前没有组织学证据,可通过影像学引导下细针穿刺或腹腔镜获得,腹腔镜还可以用于评估能否得到R0。

(7) NACT前没有组织学证据,而以腹水或胸腔积液细胞学为证据者,需加上 CA125/CEA 的比值＞25。

（一）NACT 方案

NACT方案为：紫杉醇＋卡铂。

紫杉醇的剂量：$135 \sim 175 \ mg/m^2$（根据患者的一般耐受状况选择合适的药物剂量）。

卡铂的剂量：根据Calvert公式计算，即

卡铂的剂量$(mg)＝$所设定的AUC值$×($肌酐清除率$＋25)$

AUC取值为5。

一般进行3疗程化疗；不推荐超过4个疗程。

对于部分卵巢生殖细胞肿瘤晚期患者可采用BEP方案（表5）。

表5

	顺铂(P)	依托泊苷(E)	博来霉素
D1	30 mg/m²＋250 mL NS	100 mg/m²＋250 mL NS	30 U＋3 mL NS im
D2	30 mg/m²＋250 mL NS	100 mg/m²＋250 mL NS	/
D3	30 mg/m²＋250 mL NS	100 mg/m²＋250 mL NS	/

两次化疗间隔为21天。

（二）NACT 后续治疗

（1）若肿瘤指标及影像学检查提示肿瘤缓解，

行中间型肿瘤细胞减灭术,NACT化疗后CA125低于75 IU/L,手术达到满意减瘤的概率较高(近期文献报道)。

(2)若肿瘤标志物及影像学检查无明显变化,可予以二线药物化疗3程后手术治疗。

(3)若NACT过程中肿瘤继续进展,不建议手术治疗,除非出现肠梗阻等急腹症症状姑息治疗。

(4)新辅助化疗期间慎用含贝伐珠单抗方案,如使用需停药至少6周后才能手术。

四、 复发性上皮性卵巢癌的诊治

上皮性卵巢癌复发原因众多,初始手术未达到 R0 标准是复发重要因素,复发性卵巢癌的诊治是卵巢恶性肿瘤治疗的难点。

(一)复发性卵巢癌的分型

(1)生化复发:仅血清 CA125 水平升高,无临床及影像学证据。

(2)铂敏感型复发:初治后达到完全缓解停止治疗 6 个月后复发。

(3)铂耐药型复发:初治后达到完全缓解停止治疗 6 个月内复发。

(4)难治性卵巢癌:经连续两种化疗方案治疗,无持续的临床获益。

(二)复发性卵巢癌的诊断

1. 实验室检查

CA125、HE4 或其他敏感指标,如 CA199 等。透明细胞癌及卵巢子宫内膜样癌、黏液性肿瘤推荐检测 CA199。

2. 影像学检查

（1）PET-CT：能够提示是否有远处转移的证据。

（2）盆腹腔增强CT（薄层扫描及三维重建为宜）：PET-CT不能替代。

（3）有骨转移风险时行ECT检查。

（4）脑转移患者推荐MRI平扫＋弥散＋增强。

（三）复发性卵巢癌的治疗

目前尚无统一的标准，主要以改善症状及提高生活质量为目的。

NCCN指南推荐：生化复发患者可以等到临床复发再治疗或立即治疗，或参加临床试验。

1. 手术（再次行肿瘤细胞减灭术，SCS）

需综合考虑临床受益与风险利弊、医院综合实力。鼓励患者参加临床试验评估二次减瘤术是否能真正获益。

NCCN指南推荐手术指征：初次化疗结束后≥6个月；孤立病灶可以完整切除；无腹水，一般情况好。

表6　MSKCC风险评分

MSKCC选择标准:1987—2001 R0(40.8%)[2.3]			
PFS	单发的复发病灶	多发的复发病灶但没有广泛播撒	癌灶广泛播撒
6~12个月	进行 SCS	考虑 SCS	不行 SCS
12~30个月	进行 SCS	进行 SCS	考虑 SCS
>30个月	进行 SCS	进行 SCS	进行 SCS

表7　德国AGO评分

如果所有三个因素都存在(AGO评分阳性),完全切除率为76%
PFS>6个月,且
1. 体能状态良好(PS ECOG=0)
2. 首次手术后无残瘤(若残瘤情况未知,FIGO Ⅰ~Ⅱ期)
3. 无腹水或体积小(<500 mL)

表8　中国imodel SCR评分

	评　分					
影响因素	0	0.8	1.5	1.8	2.4	3.0
FIGO 分期	Ⅰ,Ⅱ		Ⅲ,Ⅳ			
初次术后肿瘤残余灶大小	不可见		可见			
PFI(月)	≥16				<16	
ECOG评分	0,1				2,3	
CA125 (U/mL)	≤105			>105		
腹水	无					有

四、复发性上皮性卵巢癌的诊治

注　评分≤4.7分的病例达到完全切除的机会较高(53.4%),适宜手术;评分>4.7分的病例达到完全切除的机会较小(20.1%),不宜手术。

2. 化疗

(1)患者化疗需评估2~4疗程,若无临床获益,则考虑方案治疗无效。

(2)铂敏感复发的患者可选择行6周期的以铂为基础的化疗。

(3)铂耐药复发患者考虑非铂方案化疗,建议联合使用贝伐单抗。

3. 其他治疗

包括靶向治疗、维持治疗、免疫治疗等,由于治疗效果有限,且费用较高,推荐加入临床试验阶段。

五、 术后须知:告知患者的注意事项

术后注意事项包括以下几点:

(1)减少探视,过多的探视可能导致患者消耗过多的体力和精力;由外界带入的病原体可能增加术后感染风险。

(2)术后尽早下床活动,可避免血栓形成,促进胃肠功能恢复,达到早日通气排便的目的。镇痛是围术期管理的核心环节,推荐联合镇痛治疗。

(3)练习吹气球,锻炼呼吸肌功能,可有效避免肺部感染。

(4)避免进食产气食物引起肠道胀气(如萝卜汤、豆浆、牛奶等)。

(5)注意记录每日早晚体温、血压及心率等基本生命体征。

(6)记录尿量,确保每日尿量达到1000 mL以上。

(7)由于麻醉及气管插管等操作,术后可能存在头晕、恶心、咳嗽等症状,可以适当观察;症状加重时应及时告诉医生。

(8)腹腔镜手术的患者可能会出现肩膀、上腹部不适等反应,该现象系二氧化碳建立气腹的正常反应,一般术后72小时消失。

(9)由于部分患者肠道功能欠佳,术前服用的泻药可能会导致术后继续腹泻,需要告知医生对症治疗。

(10) 出院后及时复印术后病理结果,务必术后一个月内携带病理结果到病区门诊医生处随访。

注　迅速使患者恢复到术前的正常人的状态是术后康复的关键,呼吸功能及二便快速恢复正常尤其重要!

六、 2021年卵巢恶性肿瘤 NCCN指南

（一）手术原则

（1）下腹正中直切口的开腹手术可用于全面分期手术、初始减瘤术和中间型减瘤术或再次减瘤术。

（2）术中冰冻病理检查有助于选择手术方案。

（3）对于经选择的患者，有经验的手术医生可以选择腹腔镜完成手术分期和减瘤术。

（4）如果腹腔镜减瘤术不理想，则必须中转开腹。

（5）腹腔镜有助于评估初治和复发患者能否达到最大程度减瘤术；如果经评估不能达到满意的减瘤术，可以考虑新辅助化疗。

（6）推荐由妇科肿瘤医生完成手术。

（二）晚期患者手术步骤

最大程度的减瘤术，满意的减瘤术标准：残留病灶小于1 cm，最好达到无肉眼残留病灶。

（1）全面探查盆腔。

（2）取腹水或腹腔冲洗液进行细胞学检查。

（3）切除能够切除的肿大或可疑淋巴结。

（4）ⅡB期以上的患者术前评估或探查有肿大淋巴结需行肿大淋巴结切除，否则无需系统性切除腹膜后淋巴结。

（5）为达到满意减瘤，根据需要切除肠管、阑尾、脾脏、胆囊、部分肝脏、部分胃、部分膀胱、胰尾、输尿管及剥除膈肌和其他腹膜。

（6）低体积残留者可考虑放置腹腔导管行腹腔化疗。

（三）手术记录

（1）记录减瘤术前盆腔、中腹部、上腹部原发疾病的范围及病灶大小。

（2）记录减瘤术后残留病灶的数量及大小。

（3）完整或不完整切除：如果完整切除，记录病灶的大小和数目；如果不完整切除，记录是粟粒状病灶还是小病灶，残存位置及原因。

（四）保留生育功能的手术

（1）早期或低风险恶性肿瘤（早期上皮癌、低度恶性潜能肿瘤、生殖细胞肿瘤、黏液性癌或恶性性索间质细胞瘤）可行保留生育功能手术，即行保留子宫和单侧附件切除术或双侧附件切除术。

（2）有临床指征者最好咨询生殖内分泌专家。

（3）需进行全面的手术分期以排除更晚期

疾病。

（五）复发患者的手术指征

（1）初次化疗结束后6～12个月后复发、病灶孤立可以完整切除或病灶局限、无腹水是二次减瘤术的适应证。

（2）鼓励患者参加临床试验以评估二次减瘤术是否能真正获益。

（六）化疗(NCCN 2021指南)

（1）高级别浆液性癌(HGSC)患者化疗6程；采用TC方案。

（2）透明细胞癌患者ⅠA期可以观察，也可以化疗3～6程；ⅠB～ⅠC期以上患者推荐化疗3～6程；Ⅱ期以上化疗6程。采用TC方案。

（3）黏液性癌ⅠA、ⅠB期可观察或保育，ⅠC期化疗3～6程或观察；术前若未行消化道镜评估、CEA，应予以完善。

方案：TC方案或5-Fu＋亚叶酸钙＋奥沙利铂、卡培他滨＋奥沙利铂。(可联合贝伐单抗)

（4）癌肉瘤患者所有期别均建议化疗：TC方案或卡铂/顺铂＋异环磷酰胺、紫杉醇＋异环磷酰胺(2B)。

（5）低级别(浆液性/子宫内膜样上皮癌)：

ⅠA、ⅠB、ⅠC期可观察，ⅠC期也可以化疗

3~6程、激素治疗(芳香化酶抑制剂、醋酸亮丙瑞林、他莫西芬)(2B);Ⅱ~Ⅳ期化疗6程或激素治疗(维持治疗)。

(6) 交界性上皮肿瘤:完整切除,术后病理无浸润,可观察;浸润种植;参见低级别浆液性癌方案。

营养风险筛查如下所示:

NRS 2002营养筛查表

姓名: 年龄: 岁

住院号: 电话号码:

体重: kg 身高: cm BMI: kg/m²

第1部分:疾病严重程度	
评1分	□一般恶性肿瘤 □髋部骨折 □长期血液透析 □糖尿病 □慢性病(如肝硬化、COPD)
评2分	□血液恶性肿瘤 □重度肺炎 □腹部大手术 (近1周内) □脑卒中
评3分	□颅脑损伤 □骨髓移植 □重症监护患者 (APACHE>10)
第2部分:营养受损状况评分	
评1分	□近3个月体重下降>5%,或近1周内进食量减少1/4~1/2
评2分	□近2个月体重下降>5%,或近1周内进食量减少1/2~3/4,或BMI<20.5 kg/m²及一般情况差
评3分	□近1个月体重下降>5%,或近1周内进食量减少3/4以上,或BMI<18.5 kg/m²及一般情况差

第3部分:年龄评分
评1分　□年龄≥70岁

营养风险筛查评分＝疾病严重程度评分＋营养受损状况评分＋年龄评分

总分：　　分　　　　　日期：　年　　月　　日

　　注:若总分≥3分,则需要进一步评估。

七、 卵巢恶性肿瘤的早期筛查及高危人群管理

目前,国际上推荐对高危人群进行筛查。

(一)卵巢恶性肿瘤的高危人群

(1)卵巢恶性肿瘤家族史。

(2)Lynch综合征Ⅱ型。

(3)BRCA1/2基因突变携带者。

(4)绝经后女性CA125>35 U/mL。

(5)绝经前女性CA125>200 U/mL。

(6)乳腺癌病史。

(7)其他基因突变:目前已经确定的是RAD51C,RAD51D,BRIP1突变。

(8)体检B超发现卵巢内乳头样结节,低回声或高回声。

(二)卵巢恶性肿瘤的高危人群筛查

(1)筛查年龄:30~35岁;或家族中第一位罹患卵巢癌的患者其发病年龄提前5~10岁。

(2)经阴道B超和CA125,每半年1次;可疑人群建议6周或12周严密随访。推荐月经后3天

抽血和B超检测。

（3）RRSO手术（图1）：基因检测为基因突变的人群，完成生育要求后，可以考虑行RRSO手术，建议40岁以后进行RRSO手术；术中需要按照NCCN指南留取腹腔冲洗液、进行腹膜活检，并按NCCN指南标准术式切除双侧附件；术后病理科需要严格按照SEE-FIM方案切片取材诊断（需要进行Ki67和p53的免疫组化检测）；拟行手术患者需携带基因检测报告到妇科肿瘤专病门诊评估。

（4）若筛查后确定为肿瘤早期，需结合术中冰冻结果行肿瘤分期术。

以上资料来源：NCCN 2021年指南、《卵巢恶性肿瘤诊疗手册》（中国科学技术大学出版社，2020）、《Johns Hopskins Handbook》。

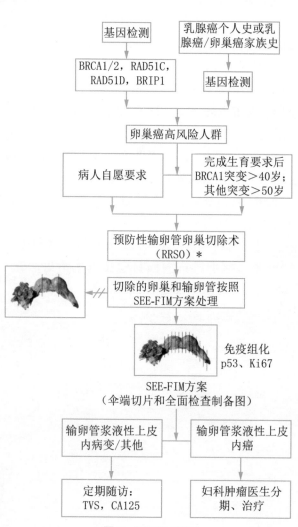

图 1　RRSO 流程

八、 妇科肿瘤的化疗方案

(一)化疗前检查血常规和生化

(1)化疗最低标准:白细胞计数>3.0×10⁹/L,中性粒细胞绝对值>1.5×10⁹/L,血小板计数>80×10⁹/L,血红蛋白量>80 g/L,ALT、AST<80 U/L。

(2)如果未达到上述标准,化疗前皮下注射重组人粒细胞刺激因子注射液,确保在安排床位时检查结果达到化疗标准。

(3)发生Ⅳ度骨髓抑制的患者,推荐化疗结束后48小时皮下注射长效重组人粒细胞刺激因子注射液预防骨髓抑制的发生。

(4)骨髓抑制分度如表9所示。

表9

	0	1	2	3	4
血红蛋白量(g/L)	>110	95~109	80~94	65~79	<65
白细胞计数(10⁹/L)	>4.0	3.0~3.9	2.0~2.9	1.0~1.9	<1.0

	0	1	2	3	4
中性粒细胞绝对值（10⁹/L）	>2.0	1.5～1.9	1.0～1.4	0.5～0.9	<0.5
血小板计数（10⁹/L）	>100	75～99	50～74	25～49	<25

本分度标准参照宋鸿钊《滋养细胞肿瘤学》(第4版)176页。

（5）肝功能损害分度如表10所示。

表10

	0	1	2	3	4
胆红素	<1.25×N	(1.26～2.5)×N	(2.6～5)×N	(5.1～10)×N	>10×N
SGOT/SGPT	<1.25×N	(1.26～2.5)×N	(2.6～5)×N	(5.1～10)×N	>10×N
AKP	<1.25×N	(1.26～2.5)×N	(2.6～5)×N	(5.1～10)×N	>10×N

本分度标准参照宋鸿钊《滋养细胞肿瘤学》(第4版)177页。

(6) 肾功能损害分度如表11所示。

表11

	0	1	2	3	4
尿素氮	<1.25 ×N	(1.26~2.5) ×N	(2.6~5) ×N	(5.1~10) ×N	>10 ×N
肌酐	<1.25 ×N	(1.26~2.5) ×N	(2.6~5) ×N	(5.1~10) ×N	>10 ×N
蛋白尿	无	+ <1.0 g/ 24 h	++~ +++ >1.0 g/ 24 h	+++~ ++++ ≥3.0 g/ 24 h	肾病 综合 征
血尿	无	镜下血尿	严重血 尿	严重血 尿+血块	尿道 梗阻

本分度标准参照宋鸿钊《滋养细胞肿瘤学》(第4版)177页。

(二) 常用化疗药物

1. 紫杉醇

最常见的化疗药物,用于各种肿瘤化疗。

用药前要进行预处理(长期医嘱):

地塞米松:10 mg po,前一天晚上10点用药。

地西泮:5 mg po,前一天睡前用药。

地塞米松:10 mg po,当天早上5点用药。

茶苯海明:50 mg po,当天早上8点用药。

西咪替丁:0.3 g+250 mL 0.9% NS(用紫杉

醇前30 min ivgtt)。

用药方法：135 mg/m² 或 175 mg/m² ＋450 mL 0.9％ NS＋心电监护3 h；用前需要小剂量(30 mg 紫杉醇＋100 mL 0.9％ NS)试验，确定不过敏方可以将剩余剂量静脉输注。

心脏毒性：紫杉醇对心脏传导系统有影响，若出现房室传导阻滞、心律失常，化疗期间需进行心电监测。

过敏反应(用药几分钟内出现)：若出现轻微输液反应，需减慢输液速度，仔细观察，出现明显过敏反应应立即停药，测量生命体征，轻度者观察，中度者(呼吸困难、心动过速出汗)静推10 mg地塞米松＋20 mL 0.9％ NS，不能缓解时静推氢化可的松10 mg＋20 mL 0.9％ NS，重度者(休克)静推0.3 mL肾上腺素。

骨髓抑制：皮下注射重组人粒细胞刺激因子注射液、重组人白介素11注射液，口服琥珀酸亚铁片等。

周围神经病变：出现疼痛、麻木/刺痛、感觉丧失和功能障碍，可口服甲钴胺片＋复合维生素B治疗。

脱发：在化疗开始后1～2周开始，化疗结束后2～3个月新发长出。

2. 卡铂

为常用化疗药物。

用药方法：(肌酐清除率＋25)×AUC＋500 mL

5% GS。其中,AUC＝5。

女性肌酐清除率＝{[140－年龄(岁)]×体重(kg)×1.23}÷血清肌酐(μmol/L)×0.85

减量:血小板计数<50×10⁹/L 或中性粒细胞绝对值<0.5×10⁹/L 时减量25%或更换化疗药物为顺铂。

卡铂主要通过肾脏排泄,若Ccr 41~59 mL/min,剂量调整为250 mg/m²,若Ccr 16~40 mL/min,剂量调整为200 mg/m²。

过敏反应(常化疗最后几次出现):立即停药,测量生命体征,轻度者观察,中度者(呼吸困难、心动过速出汗)静推 10 mg 地塞米松＋20 mL 0.9%NS,不能缓解时静推氢化可的松 10 mg＋20 mL 0.9% NS,重度者(休克)静推 0.3 mL 肾上腺素。

骨髓抑制:皮下注射重组人粒细胞刺激因子注射液、重组人白介素 11 注射液,口服琥珀酸亚铁片等。

周围神经病变:出现疼痛、麻木/刺痛、感觉丧失和功能障碍,可口服甲钴胺片＋复合维生素 B 治疗。

脱发:在化疗开始后 2~3 周开始,化疗结束后 2~3 个月新发长出。

3. DDP(顺铂)

用药方法:20、50、70 mg/m² ＋ 500 mL 0.9% NS,要求水化。

肾毒性:必须水化,保证尿量不少于100 mL/h。

即使化疗结束,一周之内仍需要大量饮水。

胃肠道反应(用药后1~4小时):停药一周左右完全好转。

4. 多柔比星脂质体(4周/程)

用药方法:(常用量为40 mg)30 mg/m² + 250 mL 5% GS。

化疗之前要有超声心动图检查,LVEF < 60%、与前次相比下降20%停药。

减量:Ⅳ度骨髓抑制时减量20%。

手足综合征(用药6周后):两周内自行缓解,糖皮质激素可减轻症状。

心脏毒性:早期为T波平坦、S-T段压低和心律失常,一旦出现QRS复合波减少,需立即停药。

5. 多西他赛

用药方法:75 mg/m² + 250 mL 5% GS + 心电监护3 h。

预处理:地塞米松7.5 mg po bid(早晚),化疗前一天开始服用,至少持续3天。

骨髓抑制:皮下注射重组人粒细胞刺激因子注射液、重组人白介素11注射液,口服琥珀酸亚铁片等。

过敏反应(前几分钟内):立即停药,测量生命体征,轻度者观察,中度者(呼吸困难、心动过速出汗)静推10 mg地塞米松 + 20 mL 0.9% NS,不能缓解时静推氢化可的松10 mg + 20 mL 0.9% NS,

重度者(休克)静推0.3 mL肾上腺素。

6. 贝伐珠单抗

本药只能延长无进展生存期。

用于上皮性卵巢癌的初治和复发(不论是否铂敏感)的治疗和维持治疗;复发恶性卵巢性索间质肿瘤的治疗,高危、复发、转移内膜癌治疗;宫颈癌一线和二线治疗。

用药方法:7.5 mg(推荐)、15 mg/kg+250 mL 0.9% NS。

胃肠穿孔:立即胃肠外科就诊。

伤口开裂综合征(术前、术后6周禁用):停药。

出血:停药。

高血压:降压治疗。

尿蛋白+++:停药。

7. 甲氨蝶呤

用药方法:0.4 mg/kg+4 mL 0.9% NS,im。

尿液碱化使用小苏打1 g/qid,尿pH>6.5(防结晶),尿量要求2500 mL以上。

化疗结束后24小时用亚叶酸钙解毒,用量为甲氨蝶呤单日用量的1/2。

消化道反应:止吐预防。

其他:骨髓抑制、脱发、肝肾损害、皮疹。

第一次化疗期间需要进行亚甲基四氢叶酸还原酶(MTHFR)活性检测(表12)。酶活性越低,副作用越大。

表12   MTHFR酶活性检测报告

位点	分型	位点	分型	酶活性
677	CC	1298	AA	100%
677	CC	1298	AC	83%
677	CC	1298	CC	61%
677	CT	1298	AA	66%
677	CT	1298	AC	48%
677	CT	1298	CC	40%
677	TT	1298	AA	25%
677	TT	1298	AC	21%
677	TT	1298	CC	15%

8. 博来霉素

用药方法(不推荐减量):30 U(注射液),im,用药前需做肺功能检测。

药物热:常规使用非甾体抗炎药(如吲哚美辛用药前半小时纳肛)。

过敏反应:立即停药,测量生命体征,轻度者观察,中度者(呼吸困难、心动过速出汗)静推10 mg地塞米松+20 mL 0.9% NS,不能缓解时静推氢化可的松10 mg+20 mL 0.9% NS,重度者(休克)静推0.3 mL肾上腺素。

肺毒性:每次化疗前关注肺功能变化,尤其是CO弥散功能的变化。以下情况停药:

(1) CO弥散功能<70%。

(2) CO弥散功能下降超过原来的20%。

（3）达终生剂量(400~500 mg)。

9. 奥沙利铂

用药方法:130 mg/m² ＋ 500 mL 5％ GS。

消化道反应:可引起严重的腹泻,预防性给予护胃止吐药物。

神经系统毒性:以末梢神经炎为特征的周围性感觉神经病变,可口服甲钴胺片＋复合维生素B。

骨髓抑制:皮下注射重组人粒细胞刺激因子注射液、重组人白介素11注射液,口服琥珀酸亚铁片等。

10. 环磷酰胺

用药方法:600 mg/m² ＋ 500 mL 0.9％ NS。

出血性膀胱炎:出现血尿立即停药,大量饮水和使用美司钠可降低发生率。

骨髓抑制:皮下注射重组人粒细胞刺激因子注射液、重组人白介素11注射液,口服琥珀酸亚铁片等。

11. IFO（异环磷酰胺）

用药方法:1 g/m²、1.5 g/m²＋500 mL 0.9％ NS要求水化。

解毒:美司钠在用药0、4、8小时后分别用IFO 20％的剂量静脉推注。

出血性膀胱炎:出现血尿立即停药。

骨髓抑制:皮下注射重组人粒细胞刺激因子注

射液、重组人白介素 11 注射液, 口服琥珀酸亚铁片等。

12. VP-16(依托泊苷)

用药方法:100 mg/m² +250 mL 0.9% NS。

骨髓抑制:皮下注射重组人粒细胞刺激因子注射液、重组人白介素 11 注射液, 口服琥珀酸亚铁片等。

其他:胃肠道反应、过敏反应、脱发。

13. 奥拉帕利

适应证:携带胚系或体细胞 BRCA 突变的 (gBRCAm 或 sBRCAm)晚期上皮性卵巢癌、输卵管癌或原发性腹膜癌初治成人患者在一线含铂化疗达到完全缓解或部分缓解后的维持治疗;铂敏感的复发性上皮性卵巢癌、输卵管癌或原发性腹膜癌成人患者在含铂化疗达到完全缓解或部分缓解后的维持治疗。

用法用量:300 mg bid。

14. 尼拉帕利

适应证:晚期上皮性卵巢癌、输卵管癌、原发性腹膜癌成人患者对一线含铂化疗达到完全缓解或部分缓解后的维持治疗,无论有无 BRCA 突变;铂敏感的复发性上皮性卵巢癌、输卵管癌、原发性腹膜癌成人患者在含铂化疗达到完全缓解或部分缓解后的维持治疗,无论有无 BRCA 突变。

用法用量：体重<77 kg或基线血小板计数<150 000/μL的患者，维持剂量200 mg qd；体重≥77 kg且基线血小板计数≥150 000/μL的患者，维持剂量300 mg qd。

（三）常用化疗方案

所有药物化疗期间补液量需要静脉补液在2000 mL以上，以保证药物的代谢，降低药物毒性。

1. 卵巢上皮性肿瘤

紫杉醇+卡铂三周方案（表13）

表13

紫杉醇	175 mg/m² +450 mL 0.9% NS ivgtt
卡铂	(GFR+25)×AUC(AUC=5)+ 500 mL 5% GS ivgtt
+/-贝伐珠单抗	7.5 mg/kg +250 mL 0.9% NS ivgtt

注：贝伐珠单抗要求术前、术后6周禁用；化疗结束后维持12疗程。

紫杉醇+顺铂三周方案（水化）（表14）

表14

紫杉醇	135 mg/m² +450 mL 0.9% NS ivgtt
顺铂	70 mg/m² +500 mL 0.9% NS ivgtt
+/-贝伐珠单抗	7.5 mg/kg +250 mL 0.9% NS ivgtt

注：贝伐珠单抗要求术前、术后6周禁用；化疗结束后维持12疗程。

多西他赛+卡铂三周方案(表15)

表15

多西他赛	75 mg/m² +250 mL 0.9% NS ivgtt
卡铂	(GFR+25)×AUC(AUC=5)+ 500 mL 5% GS ivgtt
+/—贝伐珠单抗	7.5 mg/kg+250 mL 0.9% NS ivgtt

注:贝伐珠单抗要求术前、术后6周禁用;化疗结束后维持12疗程。

多西他赛单药周疗方案(表16)

表16

| 多西他赛 | 40 mg/m²+250 mL 0.9% NS/5% GS ivgtt |
| +/—贝伐珠单抗 qw3 | 7.5 mg/kg+250 mL 0.9% NS ivgtt |

注:贝伐珠单抗要求术前、术后6周禁用;化疗结束后维持12疗程。

白蛋白紫杉醇单药周疗方案(表17)

表17

| 白蛋白紫杉醇 | 60~100 mg/m²+每100 mg白蛋白紫杉醇配20 mL 0.9% NS ivgtt |
| +/—贝伐珠单抗 qw3 | 7.5 mg/kg+250 mL 0.9% NS ivgtt |

注:贝伐珠单抗要求术前、术后6周禁用;化疗结束后维持12疗程。

吉西他滨+卡铂三周方案(表18)

表18

	吉西他滨	卡铂	+/－贝伐珠单抗
D1	1000 mg/m² ＋100mL 0.9% NS ivgtt	(GFR＋25)× AUC(AUC＝ 4)＋1000 mL 5% GS ivgtt	7.5 mg/kg ＋ 250 mL 0.9% NS ivgtt
D8	1000 mg/m² ＋ 100 mL 0.9% NS ivgtt	/	/

注:贝伐珠单抗要求术前、术后6周禁用;化疗结束后维持12疗程。

出现Ⅳ度骨髓抑制时D1、D8吉西他滨用量减至800 mg/m²。

吉西他滨单药四周方案(表19)

表19

	吉西他滨	+/－贝伐珠单抗
D1	吉西他滨1000 mg/m²＋ 100 mL 0.9% NS ivgtt	7.5 mg/kg＋250 mL 0.9% NS ivgtt
D8	吉西他滨1000 mg/m²＋ 100 mL 0.9% NS ivgtt	/
D15	吉西他滨1000 mg/m²＋ 100 mL 0.9% NS ivgtt	/

注:贝伐珠单抗要求术前、术后6周禁用;化疗结束后维持12疗程。

多柔比星脂质体+卡铂四周方案(表20)

表20

多柔比星脂质体	30 mg/m² + 250 mL 5% GS ivgtt
卡铂	(GFR+25)×AUC(AUC=5) + 500 mL 5% GS ivgtt
+/-贝伐珠单抗 qw3	7.5 mg/kg + 250 mL 0.9% NS ivgtt

注:贝伐珠单抗要求术前、术后6周禁用;化疗结束后维持12疗程。

紫杉醇+顺铂腹腔静脉联合化疗(三周方案)

用药后需要水化,见表21。

表21

紫杉醇	135 mg/m² + 450 mL 0.9% NS ivgtt	D1
顺铂(腹灌)	75 mg/m² + 500 mL 0.9% NS ip	D2
紫杉醇(腹灌)	60 mg/m² + 2000 mL 0.9% NS ip	D8

注:顺铂的单药腹灌剂量为100 mg/m²。

2. 卵巢恶性生殖细胞肿瘤

博来霉素+依托泊苷+顺铂经典方案(水化)方案(表22)

表22

	顺铂	依托泊苷	博来霉素
D1	30 mg/m² +500 mL 0.9% NS ivgtt	100 mg/m² + 500 mL 0.9% NS ivgtt	30U +3 mL 0.9% NS im
D2	30mg/m² +500 mL NS ivgtt	100 mg/m² + 500 mL 0.9% NS ivgtt	/
D3	30 mg/m² +500 mL NS ivgtt	100 mg/m² + 500 mL NS ivgtt	/

注:此方案3天为一疗程,21天重复一次。依托泊苷浓度每毫升不超过0.25 mg。

卡铂+依托泊苷方案(表23)

表23

	卡铂	依托泊苷
D1	400 mg/m² +1000 mL 5% GS ivgtt	120 mg/m² +500 mL 0.9% NS ivgtt
D2	/	120 mg/m² +500 mL 0.9% NS ivgtt
D3	/	120 mg/m² +500 mL NS ivgtt

注:依托泊苷浓度每毫升不超过0.25 mg。

紫杉醇+异环磷酰胺+顺铂方案（表24）

表24

	紫杉醇	异环磷酰胺	顺铂
D1	175 mg/m² + 450 mL 0.9% NS ivgtt	1000 mg/m² + 500 mL 0.9% NS ivgtt	20 mg/m² + 500 mL 0.9% NS ivgtt
D2	/	1000 mg/m² + 500 mL 0.9% NS ivgtt	20 mg/m² + 500 mL 0.9% NS ivgtt
D3	/	1000 mg/m² + 500 mL 0.9% NS ivgtt	20 mg/m² + 500 mL 0.9% NS ivgtt
D4	/	1000 mg/m² + 500 mL 0.9% NS ivgtt	20 mg/m² + 500 mL 0.9% NS ivgtt
D5	/	1000 mg/m² + 100 mL 0.9% NS ivgtt	20 mg/m² + 500 mL 0.9% NS ivgtt

注：异环磷酰胺要用美司钠解毒。

3. 宫颈癌

紫杉醇＋卡铂、紫杉醇＋顺铂方案同卵巢上皮性肿瘤。

吉西他滨+顺铂三周方案(表25)

表25

	吉西他滨	顺铂
D1	800 mg/m²+250 mL 0.9% NS ivgtt	30 mg/m²+500 mL 0.9% NS ivgtt
D8	800 mg/m²+250 mL 0.9% NS ivgtt	30 mg/m²+500 mL 0.9% NS ivgtt

顺铂+5-氟尿嘧啶方案(表26)

表26

	顺铂	5-氟尿嘧啶
D1	70 mg/m²+500 mL 0.9% NS ivgtt	1000 mg/m²+500 mL 5% GS ivgtt
D2	/	1000 mg/m²+500 mL 5% GS ivgtt
D3	/	1000 mg/m²+500 mL 5% GS ivgtt
D4	/	1000 mg/m²+500 mL 5% GS ivgtt

顺铂单药3周方案(水化)(表27)

表27

顺铂	50 mg/m²+500 mL 0.9% NS ivgtt

4. 子宫内膜癌

阿霉素+顺铂方案(水化)(表28)

表28

阿霉素	60 mg/m² + 250~500 mL 5% GS ivgtt
顺铂	50 mg/m² + 500 mL 0.9% NS ivgtt

紫杉醇+顺铂+阿霉素方案(水化)(表29)

表29

阿霉素	45 mg/m² + 250~500 mL 5% GS ivgtt	D1
顺铂	50 mg/m² + 500 mL 0.9% NS ivgtt	
紫杉醇	160 mg/m² + 450 mL 0.9% NS ivgtt	D2

顺铂+阿霉素+5-氟尿嘧啶方案

此方案适用于肝转移患者,如表30所示。

表30

顺铂	50 mg/m² + 500 mL 0.9% NS ivgtt	D1
阿霉素	50 mg/m² + 250~500 mL 5% GS ivgtt	
5-氟尿嘧啶	1000 mg/m² + 500 mL 5% GS ivgtt	

5. 子宫肉瘤

顺铂+表阿霉素+异环磷酰胺方案(表31)

表31

	顺铂	表阿霉素	异环磷酰胺(要解毒)
D1	70 mg/m² + 500 mL 0.9% NS ivgtt	60 mg/m² + 250~500 mL 5% GS ivgtt	1.5 g/m² + 500 mL 0.9% NS ivgtt
D2	/	/	1.5 g/m² + 500 mL 0.9% NS ivgtt
D3	/	/	1.5g/m² + 500 mL 0.9% NS ivgtt

注:表阿霉素用药前需要行PICC置管。

阿霉素+顺铂方案(水化)(表32)

表32

阿霉素	60 mg/m² + 250~500 mL 5% GS ivgtt
顺铂	50 mg/m² + 500 mL 0.9% NS ivgtt

异环磷酰胺单药方案(表33)

表33

	异环磷酰胺
D1~D3	2 mg/m² + 500 mL 0.9% NS ivgtt

美司钠解毒:在用药0、4、8小时后分别用IFO剂

量的20%静脉推注。

6. 滋养细胞肿瘤

在每疗程结束至18天日内,血HCG下降至少1个对数称为有效。

甲氨蝶呤五天方案(水化)

MTX药量较小,无需CVF解毒,见表34。

表34

MTX	0.4 mg/kg+4 mL 0.9% NS im qd
叶酸片	5 mg po bid
碳酸氢钠片	1 g po qid 碱化尿液
记24 h尿量,测尿pH bid,pH>6.5	

本方案5天为一个疗程(图2)。

本方案参照宋鸿钊《滋养细胞肿瘤学》(第4版)170页。

图2　MTX单药方案化疗间隔时间示意图

5-氟尿嘧啶单药方案(表35)

表35

5-Fu	28～30 mg/kg＋500 mL 5％ GS维持8 h ivgtt,8～10天一疗程

本方案化疗间隔时间如图3所示。

本方案参照宋鸿钊《滋养细胞肿瘤学》(第4版)170页。

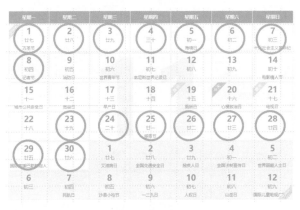

图3　5-Fu单药方案化疗间隔时间示意图

更生霉素单药方案(表36)

表36

更生霉素(KSM)	1250 μg/m² ＋500 mL 5％ GS ivgtt,每2周一疗程,每次一天

本方案参照宋鸿钊《滋养细胞肿瘤学》(第4版)170页。

长春新碱+5-氟尿嘧啶+更生霉素方案（双枪方案）（表37）

表37

	长春新碱	5-氟尿嘧啶	更生霉素
D1	化疗前 3 h 2 mg+30 mL 0.9% NS iv	24～26 mg/kg + 500 mL 5% GS （维持8 h）ivgtt	4～6 μg/kg + 250 mL 5% GS（维持1 h） ivgtt
D2	/	24～26 mg/kg + 500 mL 5% GS （维持8 h）ivgtt	4～6 μg/kg + 250 mL 5% GS （维持1 h）ivgtt
D3	/	24～26 mg/kg + 500 mL 5% GS （维持8 h）ivgtt	4～6 μg/kg + 250 mL 5% GS （维持1 h）ivgtt
D4	/	24～26 mg/kg + 500 mL 5% GS （维持8 h）ivgtt	4～6 μg/kg + 250 mL 5% GS （维持1 h）ivgtt
D5	/	24～26 mg/kg + 500 mL 5% GS （维持8 h）ivgtt	4～6 μg/kg + 250 mL 5% GS （维持1 h）ivgtt
D6	/	24～26 mg/kg + 500 mL 5% GS （维持8 h）ivgtt	4～6 μg/kg + 250 mL 5% GS （维持1 h）ivgtt

　　脑转移者用10% GS，间隔17～21天（上一疗程化疗结束至下一疗程化疗开始的间隔时间），如图4所示。长春新碱用药前需要行PICC置管。

　　本方案参照宋鸿钊《滋养细胞肿瘤学》（第4版）171页。

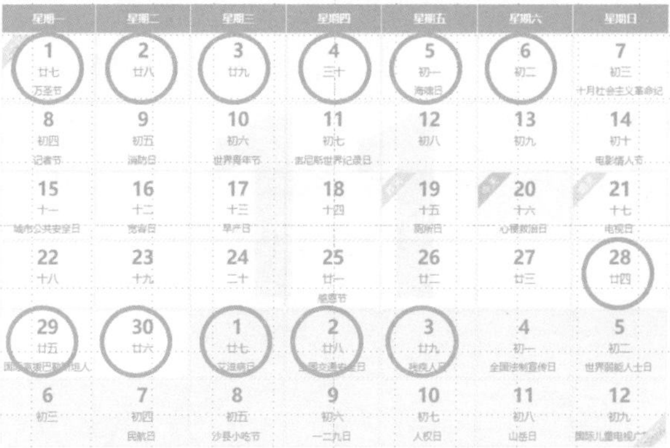

图4　FAV(双枪)方案化疗间隔时间示意图

长春新碱+依托泊苷+5-氟尿嘧啶+更生霉素方案(三枪方案)

5-氟尿嘧啶,维持8 h,见表38。

表38

方案	长春新碱(化疗前3 h 2 mg+30 mL 0.9% NS iv)	依托泊苷(100 mg/m² +500 mL 0.9% NS)ivgtt	更生霉素(200 μg/m² + 250 mL 5% GS)ivgtt	5-氟尿嘧啶(800～900 mg/m² + 500 mL 5% GS)ivgtt
D1	+	+	+	+
D2	/	+	+	+
D3	/	+	+	+
D4	/	+	+	+
D5	/	+	+	+

有脑转移患者用10% GS配伍,间隔时间如图

5所示;长春新碱用药前需要行PICC置管。

本方案参照宋鸿钊《滋养细胞肿瘤学》(第4版)171~172页。

图5 FAEV(三枪)方案化疗间隔时间示意图

EMA/CO方案(表39)

表39

D1(水化)

更生霉素	500 μg +250 mL 5% GS(维持1 h)ivgtt
依托泊苷	100 mg/m² +250 mL 0.9% NS(维持1 h)ivgtt
甲氨蝶呤	100 mg/m² +30 mL 0.9% NS iv
甲氨蝶呤	200 mg/m² +1000 mL 0.9% NS(在静推MTX后维持12 h)ivgtt
碳酸氢钠片(长嘱)	1 g qid
叶酸片(长嘱)	5 mg qd
记24 h尿量(长嘱)	日尿量>2500 mL

D2

更生霉素	500μg +250 mL 5% GS(维持1 h)ivgtt
依托泊苷	100 mg/m² +250 mL 0.9% NS(维持1 h) ivgtt
亚叶酸钙	15 mg im(从静推MTX后24 h开始q12共4次)ivgtt

D8

| VCR | 2 mg+30 mL 0.9% NS iv,用CTX前3 h |
| CTX | 600 mg/m²+500 mL 0.9% NS ivgtt |

本方案间隔时间如图6所示。

本方案参照宋鸿钊《滋养细胞肿瘤学》(第4版)172页。

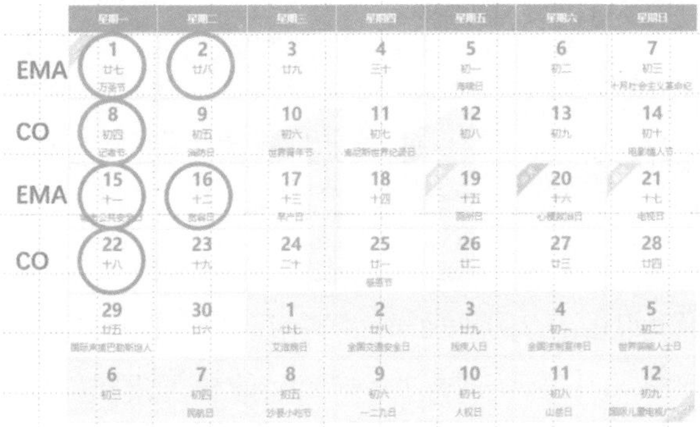

图6 EMA/CO方案化疗疗间隔时间示意图

EMA/EP 方案（用于EMA/CO方案耐药）（表40）

表40

D1

KSM	500 μg +250 mL 5% GS(维持1 h)ivgtt
VP16	100 mg/m²+250 mL 0.9% NS(维持1 h)ivgtt
MTX	100 mg/m²+30 mL 0.9% NS 静推
MTX	200 mg/m²+1000 mL 0.9% NS (维持12 h)ivgtt
碳酸氢钠片（长嘱）	1 mg qid
记24 h尿量（长嘱）	日尿量＞2500 mL
叶酸片（长嘱）	5 mg qd

D2

亚叶酸钙	15 mg im(备注从静推甲氨蝶呤后24 h开始q12共4次)

D8（水化）

依托泊苷	150 mg/m²+500 mL 0.9% NS ivgtt
顺铂	75 mg/m²+500 mL 0.9% NS ivgtt

D15重复下一疗程。

本方案间隔时间如图7所示。

本方案参照宋鸿钊《滋养细胞肿瘤学》（第4版）172页。

	星期一	星期二	星期三	星期四	星期五	星期六	星期日
EMA	**1** 廿七 万圣节	**2** 廿八	**3** 廿九	**4** 三十	**5** 初一 海啸日	**6** 初二	**7** 初三 十月社会主义革命纪
EP	**8** 初四 记者节	**9** 初五 消防日	**10** 初六 世界青年节	**11** 初七 尼阿布世界忘记录日	**12** 初八	**13** 初九	**14** 初十 电影输入节
EMA	**15** 十一 国防公共宣传日	**16** 十二 宽容日	**17** 十三 学生日	**18** 十四	**19** 十五 国际男厕日	**20** 十六 心模拟体日	**21** 十七 电视日
EP	**22** 十八	**23** 十九	**24** 二十	**25** 廿一 感恩节	**26** 廿二	**27** 廿三	**28** 廿四
	29 廿五 国际声援巴勒斯坦人	**30** 廿六	**1** 廿七 艾滋病日	**2** 廿八 全国交通安全日	**3** 廿九 残疾人日	**4** 初一 全国法制宣传日	**5** 初二 世界国输土壤日
	6 初三	**7** 初四 同胞节	**8** 初五 少量小吃节	**9** 初六 一九九日	**10** 初七 人权日	**11** 初八 山洁日	**12** 初九 国际儿童电视广

图 7　EMA/EP 方案化疗间隔时间示意图

九、 妇科肿瘤FIGO分期

（一）子宫颈癌FIGO分期(2018)

Ⅰ期	肿瘤局限于子宫颈(是否扩散至宫体不予考虑)
ⅠA	仅显微镜下可见浸润性癌,最大浸润深度≤5 mm
ⅠA1	间质浸润深度≤3 mm
ⅠA2	间质浸润深度>3 mm,≤5 mm
ⅠB	浸润癌浸润深度>5mm(超过ⅠA期),癌灶局限于宫颈,肿瘤直径按照肿瘤最大经线计算
ⅠB1	间质浸润深度>5 mm,病灶最大经线≤2 cm
ⅠB2	肿瘤最大经线>2 cm,≤4 cm
ⅠB3	肿瘤最大经线>4 cm
Ⅱ期	肿瘤超越子宫,但未达阴道下1/3或未达骨盆壁
ⅡA	肿瘤侵犯阴道上2/3,无宫旁浸润
ⅡA1	肿瘤最大经线≤4 cm
ⅡA2	肿瘤最大经线>4 cm
ⅡB	有宫旁浸润,未达盆壁
Ⅲ期	肿瘤累及阴道下1/3和/或达盆壁和/或引起肾盂积水或肾无功能和/或累及盆腔和/主动脉旁淋巴结

ⅢA	肿瘤累及阴道下1/3,未达盆壁
ⅢB	肿瘤达盆壁和/或引起肾盂积水或肾无功能
ⅢC	无论肿瘤大小和扩散程度,累及盆腔和或主动脉旁淋巴结(包括微转移),需注明r(影像学)或p(病理)证据
ⅢC1	仅累及盆腔淋巴结
ⅢC2	累及主动脉旁淋巴结
Ⅳ期	肿瘤超出真骨盆和/或者侵犯膀胱黏膜或侵犯直肠黏膜(均需活检证实),泡状水肿不分为Ⅳ期
ⅣA	肿瘤侵犯盆腔邻近器官
ⅣB	远处转移

注:如分期存在争议,应归于更早的期别;

(1)可利用影像学和病理学结果对临床检查的肿瘤大小和扩展程度进行补充用于分期;

(2)淋巴脉管间隙(LVSI)浸润不改变分期,不再考虑病灶浸润宽度;

(3)需注明ⅢC期的影像和病理发现,例如:影像学发现盆腔淋巴结转移,则分期为ⅢC1r,假如是病理学发现的,则分期为ⅢC1p,需记录影像和病理技术的类型。

(二)子宫内膜癌手术病理FIGO分期(2009)

Ⅰ期	肿瘤局限于子宫体,包括累及宫颈管腺体
ⅠA	肿瘤局限于内膜层或浸润深度<1/2肌层
ⅠB	肿瘤浸润深度≥1/2肌层

续表

Ⅱ期	肿瘤侵犯宫颈间质,无宫体外蔓延,不包括累及宫颈管腺体
Ⅲ期	肿瘤累及浆膜层、附件、阴道或宫旁
ⅢA	肿瘤累及浆膜层和(或)附件(直接蔓延或转移)
ⅢB	肿瘤累及阴道(直接蔓延或转移)或宫旁
ⅢC	盆腔淋巴结和(或)腹主动脉旁淋巴结转移
ⅢC1	盆腔淋巴结转移
ⅢC2	腹主动脉旁淋巴结转移伴(或不伴)盆腔淋巴结转移
Ⅳ期	肿瘤侵及膀胱和(或)直肠黏膜,和(或)远处转移
ⅣA	肿瘤侵及膀胱和(或)直肠黏膜
ⅣB	远处转移,包括腹股沟淋巴结、腹腔内、肺、肝或骨

(三) 子宫肉瘤手术病理FIGO分期(2009)

子宫平滑肌肉瘤和子宫内膜间质肉瘤	
Ⅰ期	肿瘤局限于子宫体
ⅠA	肿瘤最大直径≤5 cm
ⅠB	肿瘤最大直径>5 cm
Ⅱ期	肿瘤侵及盆腔
ⅡA	附件受累
ⅡB	肿瘤侵犯其他盆腔组织

Ⅲ期	肿瘤侵及腹腔组织(不包括子宫肿瘤突入腹腔)
ⅢA	一个病灶
ⅢB	一个以上病灶
ⅢC	盆腔淋巴结和(或)腹主动脉旁淋巴结转移
Ⅳ期	膀胱和(或)直肠或有远处转移
ⅣA	肿瘤侵及膀胱和(或)直肠
ⅣB	远处转移

腺肉瘤	
Ⅰ期	肿瘤局限于子宫体
ⅠA	肿瘤局限于子宫内膜或宫颈内膜,无肌层浸润
ⅠB	肌层浸润≤1/2
ⅠC	肌层浸润>1/2
Ⅱ期	肿瘤侵及盆腔
ⅡA	附件受累
ⅡB	肿瘤侵犯其他盆腔组织
Ⅲ期	肿瘤侵及腹腔组织(不包括子宫肿瘤突入腹腔)
ⅢA	一个病灶
ⅢB	一个以上病灶
ⅢC	盆腔淋巴结和(或)腹主动脉旁淋巴结转移
Ⅳ期	膀胱和(或)直肠或有远处转移
ⅣA	肿瘤侵及膀胱和(或)直肠
ⅣB	远处转移

（四）外阴癌FIGO分期（2009）

Ⅰ期	肿瘤局限于外阴
ⅠA	肿瘤局限于外阴或外阴和会阴，无淋巴结转移，病灶直径≤2 cm，间质浸润≤1.0 mm[①]
ⅠB	肿瘤局限于外阴或外阴和会阴，无淋巴结转移，病灶直径>2 cm或间质浸润>1.0 mm[①]
Ⅱ期	无论肿瘤大小，肿瘤局部扩散至会阴邻近器官（尿道下1/(3)阴道下1/(3)肛门），但无淋巴结转移
Ⅲ期	无论肿瘤大小、无论肿瘤局部是否扩散至会阴邻近器官（尿道下1/(3)阴道下1/(3)肛门），但有腹股沟淋巴结转移
ⅢA	(i)1个淋巴结转移（≥5 mm）或(ii)1~2个淋巴结转移（<5 mm）
ⅢB	(i)≥2个淋巴结转移（≥5mm）或(ii)≥3个淋巴结转移（<5 mm）
ⅢC	阳性淋巴结出现包膜外扩散
Ⅳ期	肿瘤侵犯邻近区域其他器官（尿道上2/(3)阴道上2/3）或远处器官
ⅣA	肿瘤侵犯下列任何器官：(i)上尿道和（或）阴道黏膜，膀胱黏膜，直肠黏膜或固定于骨盆，或(ii)腹股沟淋巴结固定或溃疡形成远处转移
ⅣB	任何远处部位转移，包括盆腔淋巴结转移

注：① 指肿瘤从最表浅的真皮乳头的上皮-间质连接处至最深浸润点的距离。

（五）原发性阴道癌 FIGO 分期 （2009）

Ⅰ期	癌灶局限于阴道壁
Ⅱ期	癌灶累及阴道下组织,但未侵犯骨盆壁
Ⅲ期	任何大小肿瘤可能累及盆壁,和(或)累及阴道下1/3,和(或)阻断尿流出道(肾积水),引起肾并发症
Ⅳ期	癌灶超出真骨盆,或累及膀胱黏膜和(或)直肠黏膜; 泡状水肿不应归为Ⅳ期
ⅣA	肿瘤侵犯膀胱或直肠或超出盆腔,有或无扩散到盆腔或腹股沟淋巴结,无远处转移
ⅣB	任何大小的肿瘤扩散到远处器官,如肺或骨;有或无侵犯邻近结构或器官,有或无扩散到邻近淋巴结

（六）卵巢癌、输卵管癌、原发性腹膜癌分期FIGO（2014）

Ⅰ期	肿瘤局限于卵巢(单侧或者双侧)或者输卵管
ⅠA	肿瘤局限于单侧卵巢(包膜完整)或输卵管,卵巢和输卵管表面无肿瘤,腹腔积液或者腹腔冲洗液未找到癌细胞
ⅠB	肿瘤局限于双侧卵巢(包膜完整)或输卵管,卵巢和输卵管表面无肿瘤,腹腔积液或者腹腔冲洗液未找到癌细胞

续表

Ⅰ C	肿瘤局限于一侧或双侧卵巢或输卵管,伴有如下任何一项:
Ⅰ C1	手术导致肿瘤破裂
Ⅰ C2	术前肿瘤包膜破裂,或者卵巢或输卵管表面出现肿瘤
Ⅰ C3	腹腔镜积液或腹腔冲洗液中发现癌细胞
Ⅱ期	肿瘤累及一侧或双侧卵巢或输卵管,伴有盆腔内扩散(在骨盆入口平面以下)或原发性腹膜癌
Ⅱ A	肿瘤蔓延至和(或)种植于子宫和(或)输卵管和(或)卵巢
Ⅱ B	肿瘤蔓延至和(或)种植于其他盆腔内组织
Ⅲ期	肿瘤累及单侧或双侧卵巢或输卵管,或原发性腹膜癌,伴有细胞学或组织学确认的盆腔外腹膜播散,和(或)腹膜后淋巴结(盆腔和/或腹主动脉旁)转移
Ⅲ A1	仅有腹膜后淋巴结阳性(细胞学或组织学确认)
Ⅲ A1 (i)	转移灶最大直径≤10 mm
Ⅲ A1 (ii)	转移灶最大直径>10 mm
Ⅲ A2	显微镜下盆腔外的腹膜转移,伴有或不伴有腹膜后淋巴结转移
Ⅲ B	肉眼可见的盆腔外的腹膜转移,最大直径≤2 cm,伴有或不伴有腹膜后淋巴结转移
Ⅲ C	肉眼可见的盆腔外的腹膜转移,最大直径>2 cm,伴有或不伴有腹膜后淋巴结转移(包括蔓延至肝包膜和脾,但未转移至脏器实质)

Ⅳ期	超出腹腔外的远处转移
ⅣA	胸腔积液细胞学阳性
ⅣB	腹膜外器官的实质转移(包括肝实质转移、脾实质转移、腹股沟淋巴结和腹腔外淋巴结转移、肠道的透壁侵犯)